Donys

Préservatifs
contre la
peste.

Gr. 1721.

PRESERVATIFS
CONTRE LA PESTE
POUR UN CHACUN.

E DOYEN fouffigné de la Faculté & College de
Medecine de Grenoble, Meffieurs fes Confreres ayant
aprouvé fon deffein, ne peut donner de plus grandes
marques de fon zele pour la confervation de fes Con-
citoyens & Compatriotes, que de leur communiquer
les Avis fuivans, qu'il a receüilli avec foin dans un Précis de
Pratique felon le defir de Meffieurs du Confeil de Santé dont
il a l'honneur d'être, fans de longs difcours inutiles & problema-
tiques propres uniquement à amufer & égayer les efprits, & nul-
lement à l'effentiel de la guerifon ; c'eft donner dans un verbiage
contradiåoire de dire *que les alkalis font plus propres à caufer la*
Pefte, parce qu'ils diffolvent le fang, & enfuite avancer fans preuve
que la Pefte de Provence eft caufée par des fels acides coagulant le fang;
c'eft établir deux principes contraires du même mal regnant , &
prendre le change fans prévoir les confequences & les inconve-
niens, étant incompréhenfible d'ailleurs & contradiåoire d'af-
feurer *que le venin peftilentiel peut s'introduire dans les pores du fang*
pour les écarter, c'eft-à-dire diffoudre, *ou bien les coaguler fui-*
vant fa quantité ; il faudroit que ce venin fût compofé en même
temps de deux principes opbfés d'acide pour coaguler , & d'al-
kali pour abforber les acides, afin de pouvoir diffoudre le fang
fuivant les fyftêmes chymiques ; de plus le vinaigre & les acides
ne conviendroient pas dans toute Pefte, ainfi qu'ils conviennent

felon le fentiment de tous les Medecins, même de l'Auteur du Syftême de la Pefte de Provence : fi la Pefte étoit caufée par des fels acides, un acide ne détruifant pas un autre acide & l'augmentant plûtôt, ainfi qu'affure ledit Auteur, difant que *multiplier les acides, c'eft multiplier les efforts* ou effets ; mais veritablement les acides détruifent & éteignent les fels acres & corrofifs prédominants dans la Pefte, & refiftent à la corruption & putrefaction gangreneufe de la Pefte.

Il eft trés-certain que l'effence & la quiddité de la Pefte ne fe connoît que par fes effets, par raport à l'effet des venins ou poifons connus, *Arfenicaux & Napellins* c'eft-à-dire *cauftiques* & *narcotiques*, *Arfenicaux*, principalement dans les charbons peftilentiels & autres fymptômes inflammatoires ; *Napellins* & *narcotiques* dans l'égarement, l'affoibliffement & l'extinction du poulx & la proftration foudaine des forces : c'eft-là l'idée la plus jufte que l'on puiffe donner de ce mal redoutable, fuivant le fentiment des Medecins les plus profonds dans la Pratique fcientifique même fpagyrique de la Medecine, (entre autres) *Quercetan* & *Menjot* Medecin Ordinaire du Roy Loüis le Grand de glorieufe memoire dans leurs Traitez de Pefte & de Fiévres malignes : car pour marquer la configuration des corpufcules peftilentiels, ni *Epicure* ni *Gaffendi*, ni tous les hommes enfemble ne la fçauroient defigner ; ce feroit avoir *fcribendi infatiabile cacoethes*, (fuivant la penfée de Juvenal) de prétendre de penetrer plus avant ; cette découverte eft au deffus de la Mathematique & Mechanique.

Satyr. 1.

1°. Il eft bon de faire fçavoir pour prévenir le mal & fe précautionner, que fuivant l'obfervation des plus curieux Naturaliftes, les Moineaux ne reftent jamais dans les Pays peftiferez ou voifins de la Pefte, c'eft un indice qui ne peut être qu'utile, & même les Moineaux dans les chambres attirent l'infection & en meurent.

2°. Les perfonnes les moins aifées & les riches peuvent fe purifier & fe défendre par l'ufage du feu, même par des bois aromatiques & de bonne odeur quand on en a, *Genevrier*, *Laurier*, *Pin*, *Sapin*, *Picea*, *Boüis*, *Meleze*, & autres femblables gommeux & refineux, & aromates, comme *Canelle*, *Santaux*, *bois d'Aloës* & autres.

3°. Il faut éviter le mauvais air, les puanteurs, les infections ; le mal fe communiquant certainement par l'air & toute forte d'attouchement ; tenir les fenêtres & les portes fermées du côté du vent, hors des heures du Soleil paroiffant actuellement, & les te-

nir quelquefois ouvertes du côté de Bise, ne fortir dans la Ville ni ailleurs dans un temps fufpeét qu'aprés le Soleil levé & les
broüillards diffipez autant qu'on le peut, & fe retirer avant la
nuit, évitant le ferain, gardant la propreté du mieux que faire
ce peut.

4°. Toutes les odeurs fortes font préfervatives, comme le *fouphre* à fec ou à brûler, le *tabac* en fumée, le *galbanum* ou *l'Affa
fœtida*; pour les femmes, la *ruë*, la *tanaife*, *l'armoife*, l'odeur
des aromates même n'eft pas contraire au fexe, comme la noix
mufcade, la *canelle*, le *gerofle*, le poivre, la *vanille* pour les
Dames, trés cordiale & antidotte, les bonnes odeurs en general,
ambre, mufc, civette pour les hommes, les plantes odorantes,
comme la marjolaine, la fauge, le thym vulgairement lyfée,
& generalement toutes les autres connuës font bonnes en tout
ufage; les plantes potageres, comme oignons, cardons, raves,
navets, poireaux, panets, chicorée, épinarts, bourache, fellery,
fcorfonere, ferfifis, cerfeüil, perfil, fiboule, laituës, voles, pour-
pies, courges en leur temps, afperges, artichaux, reforts ou pe-
tites raves, poyrée, vulgairement blette, betteraves en falade ou
aprêtées, (ufant le moins qu'on peut de choux) les truffes blan-
ches de ce Pays cuittes au vin peuvent être mangées au befoin,
ce qu'on apelle communément legumes à la referve du ris, des
lentilles, gruau d'avoine & épeaute; & les foupes de pafte doivent être retranchées autant que faire ce peut : l'ail, la roquambole, les échalotes & les capres font trés-utiles. Le Souffigné
s'étant défendu pendant feize ans de fervice dans l'Hôpital de
l'Armée de Sa Majefté en cette Ville des infeétions des maladies de toute efpece en examinant les Malades, tenant dans fa
bouche & mâchant de la roquambole; ce qui peut être pratiqué
dans les temps & les lieux fufpeéts de Pefte, même en déballant
les marchandifes & les hardes.

5°. La bonne eau de Fontaine, de Puits, de Riviere, de Ci-
terne la plus legere, ou boüillie, refroidie & repofée doit être
en ufage.

6°. Le vin le plus mûr & le plus vieux eft le meilleur, le vin
fouphré eft antidotte preparé dans un tonneau fouphré, ou le fouphre mêlé avec le vin, le fouphre étant pulverifé & dans une
dofe fuportable au goût, ou avec une mêche ou allumette fou-
phrée, parfumant la bouteille à mettre le vin, remuant le tout
enfemble felon le fentiment d'*Hippocrate*.

7°. Ceux qui ne peuvent pas avoir du vin, peuvent ufer d'une

ptifanne faite avec les graines de geniévre concaffées, une poi-
gnée fur deux pots d'eau à faire boüillir pendant l'efpace d'environ demi-heure, on peut la dulcorer, la ptifane étant tirée du
feu avec une branche reguelille ou deux concaffées & feparées
de la longueur d'un doigt pour la boiffon des femmes, elle eft pre-
fervative & curative.

8°. Le pain ordinaire doit être falé, bien levé & bien cuit,
tenu dans un lieu fec aëré, expofé autant que faire fe pourra à
la Bife.

9°. Le vinaigre eft auffi préfervatif & curatif, étant trés-utile
dans les mêts, de même qu'en parfum fur une pêle rougie au feu,
& la poudre à canon brûlée prudemment dans une chambre,
chaffe l'infection.

10°. Toutes les viandes & poiffons en ufage, entre lefquels la
lamproye eft eftimée comme fpecifique dans la Pefte, & les *pi-*
geons entre les volatiles, les œufs peuvent être continuez, lefdi-
tes viandes étant plus falubres ou faines roties ou grillées & vinai-
grées que boüillies dans un temps de contagion. Les boüillons
pour les potages exceptez & pour les malades actuellement ; on
peut mettre dans la potée du tartre crud deux onces fur trois à
quatre pots d'eau, pouvant fervir pour plufieurs cuites, jufqu'à
ce qu'il ne refte que la craffe dudit tartre, ou du mercure crud
demi livre qui peut fervir toûjours, ou dans la Pefte actuelle deux
dragmes antimoine diaphoretique, dans un noüet de linge qui
peut fervir cinq à fix fois : les viandes doivent être falées raifon-
nablement, aprêtées à propos, & affaifonnées avec des plantes
odorantes & aromatiques, comme le perfil, le bafilic, le thym &
autres femblables, la moutarde eft trés-falutaire en temps fufpect,
il faut éviter le porc frais, ou le faire rôtir avec beaucoup de fauge en le falant fuffifamment ; le citron, l'orange, le verjus, la
grenade aigre font fruits trés-cordiaux en tout ufage, le lait à
ceux qui n'ont pas d'autre nourriture n'eft pas abfolument mauvais, mais cuit & coupé mêlé avec le tiers d'une ptifane de gros
fom eft moins corruptible, & le lait de brebis eft recommandé
comme prefervatif, même le lait aigri ou acide eft recommandé comme remede par les Medecins Arabes *Rhazes* & autres, ce
qui doit être entendu dans les difpofitions inflammatoires, le
fromage non plus n'eft pas abfolument mauvais, mais il en faut
manger trés-peu, comme des fruits cruds & pefans tous devant
plûtôt être mangez cuits que cruds, à la referve des raifins & des
cerifes de toute efpece, s'abftenant autant que faire ce peut des
fucreries.

11°. Tous les excés doivent être évitez au boire, au manger & dans les plaisirs permis, la diversité des mets dans les repas & les ragoûts peuvent contribuer & rendre susceptible de ce mal, il est trés-expedient de manger moins & de souper legerement la frugalité étant trés-utile, les grandes veilles sont trés-nuisbles & les passions violentes ; il faut pourtant s'encourager & s'armer contre la crainte, l'idée de la frayeur pouvant donner la Peste selon le sentiment de quelques-uns, mais plûtôt & vrai-semblablement l'attirer du voisinage par la concentration & la retrocession des esprits dans la crainte, il faut chercher la joye par des voyes raisonnables & permises, trop de sommeil concentre la malignité dans un temps suspect, & l'exercice moderé est necessaire, ce menagement en détail est le premier de tous les preservatifs.

12°. Les preservatifs cordiaux par la bouche ne doivent pas être frequens que dans le temps de la contagion ; il suffit dans un temps & un lieu exempt de soupçon d'en prendre une ou deux fois la semaine la grosseur d'une ou deux noisettes, de confection d'hyacinthe ou d'alkermes sans odeur pour les femmes, ou de theriaque ou de mithridat pour les femmes, ou du diascordium ou du veritable orvietan en s'allant coucher.

13°. On peut avoir chez soi une liqueur cordiale preservative & curative à prendre dans un temps suspect, la contagion étant dans le voisinage, preparée de la maniere suivante.

Preservatif contre la Peste.

Prenez deux pots eau-de-vie rafinée, deux livres sucre pilé, trois onces de canelle pilée, vingt grains camphre, trois onces bol d'armenie veritable, reputé antidotte par tous les Anciens & Modernes ; infusez le tout à froid, à en boire une cueilleree troublée le matin à jeun, une autre en se couchant. Quand on craint actuellement d'en être atteint, il faut jetter dans cette infusion deux noix muscades concassées, demi once saffran fin, trois onces racines d'Angelique, autrement dite racine du Saint Esprit par son excellence, les concasser & hacher, deux poignées de feüilles de scordium ; avec deux douzaines de graines de geniévre & autant de graines de kermes autrement ecarlatte concassées, leur faire sentir le feu sur les cendres chaudes pendant une heure, en boire une bonne cueillerée lorsque la digestion se fait, laissant le tout ensemble dans le même vaisseau de verre jusques à la fin de la liqueur.

14°. On se peut parfumer & ses habits dans un voisinage pro-
chain de Peste, ceux qui ne craignent pas les odeurs avec le souphre
dans un réchau plein de braise, ou le camphre les meilleurs de tous
les préservatifs ; & les autres personnes avec les graines de geniévre, le sucre, l'encens, les herbes aromatiques seiches, toutes
les pastilles odorantes, retranchant les odeurs suaves pour les
femmes qui les craignent, comme ambre, musc, civette & autres
semblables : les personnes d'une condition superieure peuvent se
servir & parfumer leurs chambres des pastilles, ou trochisques
apellez *avicula Cypria* recommandez dans le temps de Peste *Usu-
leti di Cipro*, petits oiseaux de Chypre, dit *Antoine Guaynier*, il-
lustre Medecin de Pavie dans son Ouvrage de la Peste, *Heurnius*
Medecin fameux d'Utreck a ce même propos cette denomination
venant de ce que la fumée de cette composition voltige comme
des petits oiseaux, & qu'elle a été inventée dans l'Isle de Chypre, comme la poudre de Chypre, ledit *Guaynier* asseurant qu'elle embaume une chambre & la remplit d'une odeur charmante ;
la composition est *du ladanum pur, de la myrrhe, de l'encens, du
mastich, du storax calamite de chacun une once, de la racine de Cy-
perus ou souchet, des roses rouges seiches, de la marjolaine seiche de
chacunes trois onces, de la canelle, des gerofles, du santal citrin,
du spicnard, du macis de chacun trois dragmes, de la poudre de
charbon de saules ou de tilleul une livre, incorporant le tout avec
quantité suffisante de mucilage, de gomme tragacante tirée dans l'eau
de fleurs d'oranges.* Pour en former des pastilles ou des petits cy-
lindres de la longueur d'un doigt; on peut ajoûter à la composition pour les hommes tant seulement quelques grains *d'ambre &
de musc*, à proportion de la quantité de composition qu'on peut
reduire à la moitié, si on n'en veut pas faire le poids ci-dessus
ordonné.

15°. Il est bon de prendre demi verre jusques à verre de vin le
matin avec un morceau de pain, les Dames peuvent faire mettre
dans leurs boüillons de la canelle, de la noix muscade, ou quelque gerofle avec la racine de scorsonere & des feüilles d'ozeille
ronde, le thé est d'un usage trés-avantageux, trés-cordial & ce-
phalique, défend le cœur & le cerveau.

16°. Les amulettes sur le cœur à nud pendûs au col avec un
ruban ou une cheveliere ne sont pas à meprifer, un morceau
de *camphre* est un des meilleurs & *l'ambre jaune* dés la premiere
suspicion du mal dans le voisinage, de même *la Topase* portée au
col & succée souvent est censée preservative par des anciens Me-

decins, & des plus renommez assûrent que dans la Peste actuelle l'odeur *de l'urine de bouc*, à flairer de temps à autre est un défensif trés-certain quoi que désagreable, de même que de tenir un bouc dans la basse-court des Palais qui attire l'infection; une *Emeraude* portée sous la plante des pieds est aussi recommandée comme un preservatif, & prise au poids de dix grains jusques à quinze en poudre est un antidotte dans la Peste actuelle selon *Fallope* & autres Medecins, ces experiences n'étant pas à negliger pour éviter & se défendre d'un pareil ennemi : & comme en matiere d'amour, dit *Ovide*, *Turpius ejicitur quàm non admittitur hospes*, il est plus difficile de se défaire d'un pareil hôte que d'éluder de le recevoir, il faut par toute sorte de voyes raisonnables se preserver de la Peste, pour n'être pas obligé de la combattre; nous devons nôtre salut jusques à present & l'exemption de ce terrible mal aux soins & aux précautions continuelles de Monsieur le Comte de Medavy, Chevalier des Ordres du Roy, Commandant en cette Province de Dauphiné & en Provence, & les Troupes de Sa Majesté, lequel nous devons honorer & chérir comme le Pere de la Patrie, l'Ange Tutelaire visible de cette Province, & le Défenseur du Royaume, chargé depuis long-temps de cicatrices guerrieres, des marques glorieuses de sa valeur & de son zele pour le bien de l'Etat, trés-digne des plus grands honneurs & de la preference du Souverain.

17°. Les preservatifs par les purgatifs sont necessaires quand on n'a pas une liberté de ventre suffisante & ordinaire, & quand on mange beaucoup, & ce une ou deux fois le mois, dans le renouveau ou dans le declin des Lunes : ils peuvent convenir aux infirmes & mal habituez ou cacochymes à chacun suivant son indisposition de l'avis de son Medecin, les plus simples sont les meilleurs avec les drogues communes, *séné*, *rhubarbe*, *tamarins*, *agaric* estimé *alexipharmaque* propre contre la malignité, *tartre soluble*, *manne*, *syrop de fleurs de pêcher*, & autres convenables, un purgatif étant un grand remede & decisif, les lavemens communs sur le tout peuvent tenir lieu de purgatifs étant réïterez suivant le besoin : les Medecins Arabes qui depuis cinq à six siecles ont plus détaillé la Peste que les Grecs, *Avicenne*, *Averroes*, *Razes* & *Mesue* recommandent par preference les pillules qu'on apelle *ruffi* preparées *de deux dragmes aloë lavé, une dragme myrrhe, & une demi dragme saffran mêlez avec le syrop de limons, la dose étant d'une dragme* à prendre deux ou trois fois la semaine avant le repas : on pourroit pratiquer des saignées de précaution dans des cas particuliers & des corps plethoriques , mais qui demandent le difcernement des plus clairvoyans , & fur tout dans le Printems pour éviter la corruption du fang, faute dans fa fermentation alors plus violente d'affez de liberté dans fa circulation.

18°. Le traitement de la Pefte & de fes accompagnemens les plus ordinaires qui font les bubons & les charbons eft trés-variable : il faut des bons confeils felon les cas differens , les grands remedes comme la faignée, les vomitifs, les purgatifs, les fomniferes, même les cordiaux & fudorifiques peuvent tuër quand ils font pratiquez. mal-à-propos ; on ne peut rien déterminer en general valablement ; tout eft coup de partie, les efpeces de ce mal font trés-difficiles à connoître & à caracterifer *Peftis eft morbus multiplex* , difent les plus éclairez , πολύμορφος *Multiformis latens fub arcanâ naturæ majeftate.* Le détail du traitement eft refervé à la prudence du Medecin ; mais fur tout la faignée doit être pefée comme au poids du fanctuaire pour menager les forces ; la Pefte par fes efprits malins & veneneux , arfenicaux ou napellins attaquant les efprits naturels vitaux & animaux qui font la liaifon de l'ame avec le corps, & doivent être confervez & les éteignant promptement d'un aveu unanime, ce qui fait l'effence de la Pefte. *Meffieurs les Medecins des Univerfitez de Montpellier & d'Aix, & de Marfeille* ayant auffi obfervé que même dans la contagion actuelle des deux Villes affligées, la faignée n'eft point convenable ni fuivie de fuccés.

Dans les tranfports au cerveau & difficultez de refpirer fingulierement, l'âge, ou les forces du malade , ou l'évidence de la malignité ne permettant pas la faignée au bras ou au pied dans les femmes , la fcarification du gras des jambes à la maniere des Egyptiens au raport de *Profper Alpinus* Medecin fameux Venitien eft trés-favorable & utile , cette revulfion trés-éloignée ou détour des parties affectées & des plus nobles étant de la plus faine methode, & en toute Pefte les veficatoires aux bras & aux gras des jambes , même entre les épaules dés les commencemens font trés-efficaces par des raifons évidentes, attirant la malignité du centre à la circonference des parties nobles en dehors felon le fentiment *d'Hercules Saxonia* & de *Mercurial* trés-illuftres Medecins de l'Univerfité de *Padouë* & de *Jacobus de Partibus* , Medecin du quatorziéme fiécle, & fuivant la pratique actuelle des Medecins du Nord dans la Pefte de leur Pays, en donnant en même temps des cordiaux proportionnez au befoin par le confeil du Medecin. L'Italie ayant toûjours été plus fouvent affli-

gée de la Peſte que tous les autres lieux de l'Europe ; le ſentiment & l'experience de ces grands Hommes en Medecine ſe
trouve d'un poids infini , la liqueur ci - devant marquée eſt
d'un uſage trés-ſûr pour remede interieur , & eſt antidotte : ce
qu'il y a à obſerver d'eſſentiel, c'eſt que quoi que les cordiaux
puiſſent être donnez mal-à-propos, en continuant de les donner
trop frequens & trop chauds dans les diſpoſitions inflammatoires, les opreſſions de poitrine & les delires ; il faut pourtant
toûjours commencer le traitement dans l'uſage des remedes internes par les cordiaux du moins temperez , pour attaquer en premier lieu la malignité & le venin du mal avant tout autre remede , même les chirurgicaux par la raiſon de pratique *urgentiori
ſuccurrendum* , & que c'eſt le venin qui éteint plûtôt les eſprits,
& conſequemment la vie, qu'aucune inflammation pour violente
qu'elle ſoit; les remedes externes pouvant être pratiquez en même
temps que les cordiaux internes & dans les remedes internes, tant
purgatifs que vomitifs , il faut toûjours mêler des cordiaux.

Les cauteres potentiels à la nuque, aux bras & aux jambes ſont
des remedes plûtôt preſervatifs que curatifs, n'agiſſant qu'à la lon-
gue dans l'eſpace d'environ un mois à ſix ſemaines quelque fois,
à l'exception dans les bubons qu'on peut ouvrir immediatement
aprés l'aplication des cauſticqs , étant plus propres aux veillards
& aux perſonnes cacochymes mal habituez ; les veſicatoires ope-
rant plûtôt & en peu de temps ; l'aplication chaude d'un *Epicarpe
à chaque poignet fait de crouttes de pain brûlées infuſées dans le
plus fort vinaigre tiede juſques à devenir en boulie , y ajoûtant à proportion de la matiere des gerofles en poudre , du theriaque & de l'eau-
de-vie ſur du linge* , eſt un remede facile à un chacun, trés-pro-
pre & recommandable pour combattre le venin actuel de la Peſte,
le portant long-temps & le renouvellant de temps à autre : on
peut auſſi quand on juge les ſueurs neceſſaires , ou que l'on n'a
pas d'autres remedes à la campagne fomenter tout le corps d'ex-
cellent vin chaud avec du *ſouphre en poudre* , ſelon le ſentiment
d'*Hippocrate.*

*Un cataplaſme ample fait d'un pain rond tiré du four recemment
ayant levé la croutte de deſſous & creuſé le milieu pour le remplir de
theriaque , arroſant le tout d'eau-de-vie* , pour l'apliquer chaudement
au nombril , attire puiſſamment le venin au dehors dans la Peſte
actuelle , ſingulierement dans les foibleſſes & proſtrations des forces, & peut procurer la ſueur ; il eſt auſſi trés-utile d'oindre le
creux de l'eſtomach & la region du cœur ſur tout aux femmes

d'huile d'ambre jaune eftimé antidotte ; dans les campagnes & les lieux où il y a beaucoup du lait, on attire l'infection des chambres & des malades peftiferez en faifant boüillir du lait en quantité & le maintenant chaud dans des terrines ou baffins, fuivant l'experience des Medecins de réputation.

Ce qu'il y a de vrai en matiere d'éruptions & des tumeurs, c'eft que le charbon eft plus dangereux même que plufieurs bubons, parce que les bubons marquent la force de la nature qui rejette les impuretez aux émonctoires, les ayfelles, les aynes, le derriere des oreilles dans les parotides qui furviennent, les émonctoires étant les déchargeoirs des parties nobles, mais les charbons fortent par-tout, & marquent une plus grande malignité ; le fameux *Arnaud de Villeneuve* Medecin du treiziéme fiécle affure que de toucher fouvent dans le jour le charbon avec un faphir & de le porter fur foi, c'eft un remede merveilleux, *Albert le Grand* eft du même fentiment ; les autres remedes methodiques font connus, n'oubliant jamais l'ufage des cordiaux internes & externes, le theriaque étant un fpecifique dans ce mal, comme le mercure dans les maladies fyphiliques, & ne pratiquant jamais la faignée dans ces tumeurs que de l'avis d'un habile Medecin.

Le Souffigné donnera connoiffance d'un remede reputé *fpecifique* par plufieurs Auteurs dignes de foy, fondez fur des experiences certaines dans le temps qu'on pourra l'avoir, *le kinkina & l'ipecacuanha*, étant des remedes reconnus pour *fpecifiques* pour les fiévres & les cours de ventre, quoi qu'ils ne gueriffent pas toûjours, mais plus fouvent & plus feurement que tous les autres.

Gloire foit à la Divine Majefté, rien ne pouvant réüffir fans fa benediction qu'une Priere perfeverante peut attirer ; les Payens nous en ont donné l'exemple, *Tite-Live* nous en raporte un beau trait en des termes pathetiques & trés-admirables, dans le 3ᵉ fiécle de la fondation de Rome, fous le Confulat de *Lucius Ebulius* & de *Publius Servilius* il y a plus de deux mille deux cent ans, quatre à cinq fiécles avant la venuë de Nôtre-Seigneur dans une Pefte à Rome ; *fuplicatum eft omnibus Templis, matres paffim ftrata orinibus Templa verrebant cœleftium irarum veniam pacemque pofcentes,* on fit des Prieres publiques dans tous les Temples, les meres éplorées & échevelées de douleur fe répandant fur le pavé des Temples les balayoient avec leur cheveux en demandant mifericorde à leurs Dieux : Perfonne ne peut douter que la Pefte ne foit un fleau du Ciel, l'Ecriture nous en affure dans l'Exode chap. 5. *Sacrificemus Deo noftro ne fortè nobis accidat Peftis,* & au chap. 9.

nunc enim extendam manum méam , ait Deus Pharaoni , *percutiam te & populum tuum Peste* , & au chap. 26. du Levitique, *si non audieritis me & judicia mea contempseritis , quamquam confugeritis in urbes mittam pestilentiam in medio vestri.* Cette menace de Dieu fait bien voir qu'il n'y a point de retraite ni de lieu qui puisse être exempt & à l'abry de la Peste , & que la relation attribuée au Pere Trigaud Jesuite, qui porte que la Chine n'a jamais été affligée de la Peste, est oposée à l'Ecriture Sainte & incroyable; *sine me nihil potestis facere* , dit le Seigneur des Seigneurs dans son Evangile, *sine intermissione orantes petite & accipietis, quarite & invenietis , pulsate & aperietur vobis.*

D O N Y S , *Doyen de ladite Faculté de Medecine.*

A G R E N O B L E ,
De l'Imprimerie D'ANDRE' FAURE, ruë du Palais 1721.